41 Recetas Naturales de Comidas Para El Cáncer de Pulmón:

Comidas Combatientes de Cáncer Que Lo Ayudarán A Estimular Su Sistema Inmune

Por

Joe Correa CSN

DERECHOS DE AUTOR

Esta publicación está diseñada para proveer información precisa y autoritaria respecto al tema en cuestión. Es vendido con el entendimiento de que ni el autor ni el editor están envueltos en brindar consejo médico. Si éste fuese necesario, consultar con un doctor. Este libro es considerado una guía y no debería ser utilizado en ninguna forma perjudicial para su salud. Consulte con un médico antes de iniciar este plan nutricional para asegurarse que sea correcto para usted.

RECONOCIMIENTOS

Este libro está dedicado a mis amigos y familiares que han tenido una leve o grave enfermedad, para que puedan encontrar una solución y hacer los cambios necesarios en su vida.

41 Recetas Naturales de Comidas Para El Cáncer de Pulmón:

Comidas Combatientes de Cáncer Que Lo Ayudarán A Estimular Su Sistema Inmune

Por

Joe Correa CSN

CONTENIDOS

ACERCA DEL AUTOR

Luego de años de investigación, honestamente creo en los efectos positivos que una nutrición apropiada puede tener en el cuerpo y la mente. Mi conocimiento y experiencia me han ayudado a vivir más saludablemente a lo largo de los años y los cuales he compartido con familia y amigos. Cuanto más sepa acerca de comer y beber saludable, más pronto querrá cambiar su vida y sus hábitos alimenticios.

La nutrición es una parte clave en el proceso de estar saludable y vivir más, así que empiece ahora. El primer paso es el más importante y el más significativo.

INTRODUCCION

41 Recetas Naturales de Comidas Para El Cáncer de Pulmón: Comidas Combatientes de Cáncer Que Lo Ayudarán A Estimular Su Sistema Inmune

Por Joe Correa CSN

Para evitar el cáncer de pulmón, una buena alimentación es un factor clave, y comidas como vegetales verdes, brócoli, jugo de naranja y pescados (especialmente el bacalao), son los ingredientes principales. Estos alimentos en particular, ayudarán a darle los nutrientes y minerales necesarios que son beneficiosos para prevenir el cáncer de pulmón.

Las hojas de vegetales verdes están repletas de componentes que contienen sulfuro, que ayudan a desintoxicar.

El brócoli es el único vegetal con una cantidad medible de sulforafano, un componente poderoso que impulsa las enzimas protectoras del cuerpo y elimina los químicos causantes del cáncer.

Algunos investigadores dicen que las naranjas son un paquete completo de cada inhibidor natural del cáncer conocido hasta ahora. El limoneno en las naranjas puede estimular el sistema de enzimas de la desintoxicación antioxidante, que ayuda a prevenir y detener el cáncer.

Mientras que siempre pensamos que la leche tiene vitamina D, también la podemos encontrar en altas cantidades en camarones, salmón y bacalao. Otra buena fuente son los huevos.

El aceite de hígado de bacalao es conocido por ser rico en vitamina D, que es un componente nutricional importante al momento de disminuir el crecimiento de tumores y dar soporte al sistema inmune. También es rico en ácidos grasos Omega-3 de cadena larga, que son comúnmente encontrados solo en los pescados. Los omega-3 son grasas saludables que también tienen propiedades protectoras contra el cáncer.

41 RECETAS NATURALES DE COMIDAS PARA EL CÁNCER DE PULMÓN: COMIDAS COMBATIENTES DE CÁNCER QUE LO AYUDARÁN A ESTIMULAR SU SISTEMA INMUNE

1.   Sorpresa de Vegetales Verdes

Ingredientes:

¼ taza aceite de oliva extra virgen

1 16 onzas bolsa de vegetales verdes

2 dientes de ajo

¼ cucharadita copos de pimienta roja

Una pizca de sal

¿Cómo prepararlo?

Hervir los vegetales verdes en una olla de agua salada por 5 minutos, y colar.

Calentar el aceite de oliva y saltear el ajo en una sartén. Cuando empiece a largar aroma, añadir los vegetales verdes, sal y copos de pimienta. Saltear hasta que esté bien cubierto y los vegetales empiecen a freírse. Servir caliente o frío.

2. Huevos Súper Verdes

Ingredientes:

6 huevos

½ taza leche

¼ taza crema agria

¼ taza aceite de oliva extra virgen

1 cebolla pequeña

¼ taza queso de su elección

1 16 onzas bolsa de vegetales verdes

¼ cucharadita copos de pimienta roja

Una pizca de sal

¿Cómo prepararlo?

Batir los huevos, sal, pimienta, leche y crema agria en un tazón. Saltear las cebollas en una sartén con 1 cucharada de aceite de oliva. Añadir la mezcla de huevo y dejar cocinar hasta que estén casi firmes. Agregar los vegetales verdes, queso y copos de pimienta. Doblar los huevos sobre los vegetales y cocinar hasta que ablanden.

3.   Frijoles y Verdes Pintados

Ingredientes:

1 lata de frijoles pinto pre cocidos

1 16 onzas bolsa de vegetales verdes

1 taza caldo de pollo

Una pizca de sal y pimienta

1 cucharada copos de pimienta roja

1 cucharada aceite de oliva

1 diente de ajo

1 cucharadita polvo de chile

¿Cómo prepararlo?

Hervir una olla con agua salada y añadir los vegetales verdes. Cocinar hasta que ablanden y colar. En una sartén, saltear el ajo y aceite. Añadir las cebollas y cocinar hasta que trasluzcan.

Agregar el caldo de pollo y frijoles pinto lavados y colados. Calentar bien y añadir los vegetales verdes. Agregar el polvo de chile, sal, pimienta y copos de pimienta. Cocinar hasta que los vegetales ablanden. Este plato también puede ser servido el día siguiente.

## 4.	Ensalada de Vegetales Verdes

Ingredientes:

1 16 onzas bolsa de vegetales verdes

1 bolsa de vegetales de ensalada mixtos

1 tomate en cubos

1 pimiento rojo en cubos

1 pepino

1 cebolla morada

3 cucharadas Aceite de oliva aromatizado con hierbas (aceite de oliva con romero y albahaca)

2 cucharadas Vinagre de vino rojo

Sal y pimienta a gusto.

¿Cómo prepararlo?

Combinar todos los ingredientes en un tazón grande y mezclar.

Comer frío.

5.   Tostado Verde

Ingredientes:

1 Rebanada de pan italiano

1 cucharada aceite de oliva

1 diente de ajo

1 cucharadita perejil

1 cucharadita albahaca

1 cucharadita orégano

Una pizca de sal y pimienta

1 bolsa de vegetales verdes cocidos y colados

1 lb. queso mozzarella rallado

¿Cómo prepararlo?

Rebanar el pan longitudinalmente. Usando un mortero, aplastar las especias y ajo con el aceite de oliva hasta formar una pasta. Esparcir sobre el pan.

Colar los vegetales verdes y secar con una toalla. Remover la mayor cantidad de humedad posible. Hacer capas sobre la pasta.

Añadir el queso mozzarella encima y asar hasta que el queso se derrita. Comer caliente.

6.   Pasta verde

Ingredientes:

3 huevos

3 tazas de harina

1 taza agua

1 cucharadita sal

8 onzas vegetales verdes cocidos y colados.

¿Cómo prepararlo?

Colar los vegetales luego de hervirlos hasta que el agua salga de ellos.

En una licuadora, añadir los huevos, agua y sal. Agregar la harina lentamente mientras se mezcla constantemente a velocidad baja. Cuando la masa esté lista agregar los vegetales verdes. Incorporarlos bien.

Dejar reposar la masa por 20 minutos cubierta con una toalla.

Usando una máquina de pasta, trabajar la masa hasta obtener la forma deseada. Secar hasta que esté lista para cocinar.

7.   Pasta verde con Salsa de Limón y Pimienta

Ingredientes:

Pasta verde

3 Limones (uno en rodajas finas, dos exprimidos)

1 cucharadita pimienta negra

1 diente de ajo

2 cucharadita aceite de oliva

¼ taza queso parmesano, rallado

¿Cómo prepararlo?

Cocinar la pasta en una olla grande con agua salada. La pasta debería tomar 6 minutos para una textura "al dente". Para preparar la salsa, saltear el ajo en el aceite de oliva. Añadir lentamente el jugo de 2 limones y las rodajas de 1 limón. Agregar la sal y pimienta negra, y 1 cucharada de queso rallado.

Agregar la pasta a la sartén y un poco del agua de cocción para combinar como salsa.

Añadir más queso parmesano a su gusto.

8.   Sopa Verde

Ingredientes:

1 cuarto caldo de pollo

1 16 onzas bolsa de vegetales verdes

1 taza trozos de pan en cubos

1 12 onzas bolsa de zanahorias ralladas

1 cebolla pequeña, picada

1 cucharada ajo picado

1 cucharada aceite de oliva

¼ taza champiñones, lavados y en rodajas

¿Cómo prepararlo?

Hervir y colar los vegetales verdes en una olla con agua salada. En una cacerola de sopa, añadir aceite de oliva y saltear el ajo, cebolla y champiñones. Agregar las zanahorias y vegetales verdes.

Añadir el caldo y calentar. Luego añadir los cubos de pan y servir.

9.   Pechuga de Pollo Grillada Verde

Ingredientes:

4 pechugas de pollo sin piel

8 onzas vegetales verdes hervidos y colados

1 diente de ajo, picado

1 cucharada aceite de oliva

2 rodajas de queso mozzarella

2 rodajas de pimientos rojos asados

1 cucharadita copos de pimienta roja aplastados

Sal y pimienta a gusto

¿Cómo prepararlo?

Grillar el pollo hasta que esté casi listo. Remover.

En una sartén, añadir el ajo picado, aceite de oliva y vegetales verdes. Saltear y añadir los copos de pimienta.

Transferir el pollo a la sartén, añadir sal y pimienta. Hacer una capa con los vegetales verdes, pimientos rojos asados y cubrir con queso. Cocinar hasta que el queso se haya derretido.

10. Arroz Verde

Ingredientes:

2 tazas arroz blanco cocido

1 16 onzas bolsa de vegetales verdes cocidos y trozados

1 taza caldo de pollo

3 rodajas de panceta de pavo, trozada

1 lata de frijoles negros, pre cocidos

1 cebolla pequeña trozada

1 diente de ajo trozado

1 cucharada aceite de oliva

Sal y pimienta a gusto

¿Cómo prepararlo?

Saltear la panceta de pavo, aceite de oliva, ajo y cebolla. Añadir el caldo de pollo, y sazonar con sal y pimienta. Transferir a una olla grande. Agregar los frijoles y arroz blanco. Calentar por 5 minutos, revolviendo constantemente. Añadir sal y pimienta a gusto, y servir.

11.   Ensalada Roja y Verde

Ingredientes:

1 puñado de brócoli

1 taza tomates cherry

2 tazas tortellini cocido

1 lata pequeña de aceitunas negras en rodajas

1 cebolla morada pequeña

1 cucharada aceite de oliva

1 cucharadita vinagre de vino rojo

1 cucharadita orégano

Una pizca de sal y pimienta

¿Cómo prepararlo?

Blanquear la corona de brócoli, cortar los tomates cherry por la mitad, colar las aceitunas y picar la cebolla morada. Añadir los tortellini cocidos y todos los ingredientes a un tazón grande. Mezclar con aceite, vinagre y orégano. Añadir sal y pimienta a gusto. Enfriar antes de servir.

12.   Sopa de Brócoli

Ingredientes:

1 taza caldo de pollo

1 puñado de brócoli

1 diente de ajo, picado

1 taza crema pesada

½ taza queso cheddar

1 cebolla pequeña trozada

Una pizca de sal y pimienta

¿Cómo prepararlo?

En una cacerola, saltear la cebolla y ajo. Añadir el florete de brócoli y continuar cocinando hasta que ablande. Agregar sal y pimienta.

Añadir el caldo de pollo y hervir a fuego lento. Agregar la crema pesada y calentar la sopa a fuego máximo por 4 minutos. Agregar el queso cheddar y volver a fuego mínimo. Dejar reposar y servir a la temperatura deseada.

13.   Pollo, Arroz y Brócoli

Ingredientes:

2 tazas arroz blanco cocido

2 pechuga de pollo en cubos

1 cucharada Aceite de oliva

1 Diente de ajo, picado

1 corona de brócoli

1 limón, en rodajas

Una pizca de sal y pimienta

¿Cómo prepararlo?

Limpiar la corona de brócoli y trozar en piezas uniformes.

En una vaporera, añadir el brócoli y limón, junto con agua.

Cocinar por 5 minutos o hasta que el brócoli ablande.

Saltear el ajo con aceite de oliva en una cacerola y añadir

los cubos de polo. Agregar sal y pimienta a gusto, y cocinar

por 10 minutos, hasta que no quede rosa en el pollo.

Añadir el brócoli y mezclar bien.

En un tazón grande, verter el arroz y luego servir.

14.   Pollo y Brócoli

Ingredientes:

4 cuartos traseros de pollo

1 corona de brócoli cortado en floretes

2 papas grandes, lavadas.

Sal y pimienta a gusto

6 cebollas chipotle, picadas

1 cucharadita aceite de oliva

¿Cómo prepararlo?

Saltear el pollo hasta que esté crujiente. Añadir a una fuente de hornear con las papas cortadas en rodajas de ¼ de pulgada de espesor, y las cebollas. Añadir sal y pimienta a gusto, y el aceite restante de la cacerola.

Hornear por 30 minutos a 350°F. Añadir el brócoli y mezclar. Continuar cocinando hasta que el pollo esté listo y las papas blandas. Servir.

15.   Pasteles de Queso y Brócoli

Ingredientes:

1 corona de brócoli

½ taza queso parmesano rallado

2 huevos

1 cucharadita sal

1 taza pan rallado saborizado

1 cucharada aceite de oliva

¿Cómo prepararlo?

Hervir al vapor el brócoli con agua y limón. Dejar enfriar y llevar a una procesadora. Pulsar hasta que quede bien picado. Añadir los huevos, queso, sal, y pulsar nuevamente. Agregar el pan rallado.

Calentar el aceite de oliva en una sartén. Añadir una cucharada grande de la mezcla y aplastarla en la sartén. Freír hasta que esté crujiente de ambos lados. Servir con su salsa favorita.

16.   Farfalle con Brócoli y Pollo

Ingredientes:

1 lb. pasta Farfalle

1 florete de brócoli

2 tazas pollo cocido, en cubos

2 dientes de ajo, aplastados

2 cucharadas copos de pimienta roja

2 cucharadas aceite de oliva

Sal y pimienta a gusto

Queso rallado

¿Cómo prepararlo?

Mientras el agua con sal hierve, saltear el diente de ajo con aceite de oliva en una sartén. Añadir el brócoli y pollo cocido a la sartén y cocinar por 2 minutos.

Cocinar la pasta hasta obtener la textura deseada, y colar. Combinar la pasta, brócoli y pollo y mezclar. Cubrir con queso rallado y copos de pimienta roja. Servir.

17.   Magdalenas de Brócoli

Ingredientes:

1 corona de brócoli picado fino

1 cebolla picado fino

½ taza zanahorias trozadas

6 huevos

½ taza queso cheddar, rallado

2 tazas de harina

2 cucharadita polvo de hornear

1 cucharada azúcar

1 cucharadita sal

¿Cómo prepararlo?

En un tazón grande, batir los huevos. Añadir los vegetales y mezclar bien. Agregar el queso rallado, harina, polvo de hornear, azúcar y sal. Mezclar bien.

Verter en moldes para magdalenas. Hornear a 350°F por 30 minutos.

Dejar enfriar y servir.

18.   Brócoli Asado

Ingredientes:

1 corona de brócoli cortado en floretes

1 limón exprimido

Una pizca de sal y pimienta

Una pizca de polvo de ajo

½ cucharadita Polvo de chile

1 cucharada aceite de oliva

¿Cómo prepararlo?

Precalentar el horno a 400°. En un tazón grande, mezclar el brócoli con aceite de oliva, polvo de ajo, sal, pimienta y polvo de chile.

Poner el brócoli en una fuente y hornear por 5 minutos. Rotar y cocinar 3 minutos más.

Remover del horno y dejar reposar. Mezclar con jugo de limón y servir.

19. Pollo con Miel y Naranja

Ingredientes:

2 pechuga de pollo, en cubos y con harina

1 naranja, exprimida

1 cucharada aceite de oliva

½ taza miel

1 cucharada semillas de sésamo

2 tazas arroz cocido de su elección

Una pizca de sal y pimienta

¿Cómo prepararlo?

Saltear los cubos de pollo en aceite de oliva hasta obtener una cubierta marrón. Transferir a una fuente de hornear.

En un tazón pequeño, mezclar el jugo de naranja y miel. Añadir semillas de sésamo y rociar sobre los cubos de pollo. Hornear, cubierto, por 20 minutos, a 350°F. Añadir sal y pimienta a gusto.

Servir sobre arroz de su elección.

20.   Bacalao Estilo Búfalo

Ingredientes:

4 filetes de bacalao cubiertos con harina de maíz

¼ taza salsa picante

¼ taza aceite de oliva caliente

Una pizca de sal y pimienta a gusto

¿Cómo prepararlo?

Calentar el aceite de oliva y salsa picante en una sartén. Cubrir los filetes de bacalao con la mezcla y llevar a una fuente de hornear.

Cepillar el resto de la mezcla para cubrir bien los filetes.

Hornear, cubierto, por 10 minutos a 350°F. Servir con acompañantes de su elección, como apio y zanahoria.

21. Ensalada de Calabaza y Remolacha

Ingredientes:

1 taza calabaza asada

1 taza remolacha asada

1 manzana verde, trozada

½ taza nueces pecanas

2 tazas rúcula

1 taza naranja trozada

1 naranja, exprimida

¿Cómo prepararlo?

Mezclar la rúcula, manzana verde, calabaza, remolacha y nueces pecanas en un tazón. Añadir la naranja trozada, y aderezar con jugo de naranja. Dejar reposar para que los sabores se combinen.

22. Ensalada de Naranja

Ingredientes:

1 taza naranja trozada

1 cebolla morada en rodajas

2 tazas verdes de ensalada a elección

½ taza zanahorias ralladas

1 taza tomates en rodajas

1 cucharada aceite de oliva

½ cucharadas vinagre balsámico

Sal y pimienta a gusto

¿Cómo prepararlo?

En un tazón grande, mezclar los verdes de ensalada, naranja, cebolla, zanahoria y tomates. Dejar reposar por unos minutos.

En un tazón pequeño, mezclar el aceite de oliva y vinagre balsámico, y luego rociarlo sobre la ensalada. Servir frío.

23.   Arroz con Naranja

Ingredientes:

2 tazas arroz cocido de su elección

1 cebolla pequeña trozada

1 pimiento pequeño trozado

1 taza brócoli en trozos pequeños

½ taza zanahorias ralladas

1 naranja, exprimida

½ cucharadas aceite de oliva

Una pizca de sal y pimienta

¿Cómo prepararlo?

Calentar el aceite de oliva en una sartén y añadir las cebollas. Cocinar hasta que trasluzcan. Añadir el brócoli, pimiento, zanahorias y cocinar hasta que ablanden. Agregar el jugo de naranja y cocinar 1 minuto. Añadir sal y pimienta, y el arroz. Mezclar. Cocinar, cubierto y a fuego mínimo, por 5 minutos.

Servir caliente. Puede acompañarlo con una proteína como pollo o bacalao.

24.   Pollo con Naranja

Ingredientes:

1 pollo con el interior removido y lavado.

1 diente de ajo entero

4 naranjas exprimidas

1 rama de romero

3 hojas de albahaca

1 cucharada aceite de oliva

Una pizca de sal y pimienta

¿Cómo prepararlo?

En una olla a presión, poner la mitad del jugo de naranja. Agregar el diente de ajo, rama de romero y hojas de albahaca al interior del pollo. Poner el pollo en la cacerola y añadir sal y pimienta. Verter el aceite de oliva encima. Hacer pequeños hoyos en el pollo y verter la otra mitad del jugo de naranja. Cocinar por 6 horas y servir.

25.   Ensalada de Langosta Cítrica

Ingredientes:

1 taza de carne de langosta. Congelada o fresca

1 taza rodajas de naranja

1 cebolla morada pequeña trozada

½ taza zanahorias ralladas

1 taza rúcula

2 cucharadas jugo de limón

1 cucharadita rábano picante

2 cucharadas aceite de oliva

¿Cómo prepararlo?

En un tazón de ensalada grande, mezclar la rúcula, naranja, zanahorias y cebolla. Añadir la carne de langosta encima. Aderezar con aceite de oliva, jugo de limón y cubrir con rábano picante.

Servir.

26.   Huevos con Palta y Atún

Ingredientes:

3 huevos hervidos

1 palta

Una pizca de sal y pimienta

1 lata de atún en aceite

¿Cómo prepararlo?

Limpiar los huevos hervidos y trozarlos. Limpiar la palta y cortar en piezas del tamaño de un bocado. En un tazón mediano, mezclar los huevos con la palta y el atún, con el aceite de la lata. Mezclar bien, añadir sal y pimienta, y servir.

27. Tostada Francesa Horneada

Ingredientes:

8 huevos

½ taza leche

1 rebanada de pan a elección

1 cucharada aceite de oliva

½ taza jarabe de arce

1 cucharadita extracto de vainilla

¿Cómo prepararlo?

La noche anterior, remojar la rebanada de pan en leche y dejarla reposar en la nevera. Poner el pan remojado en una fuente de hornear.

En un tazón mediano, batir los huevos con ½ taza de leche, añadir el extracto de vainilla y aceite de oliva, y verter encima del pan para cubrirlo completamente.

Hornear a 350°F por 10 minutos. Servir caliente con jarabe de arce.

28.　Huevo Horneado

Ingredientes:

8 huevos

1 taza leche

1 Una pizca de sal y pimienta

1 paquete de papas fritas

1 paquete de salchicha de pavo, pre cocidas

1 pimiento verde pequeño, trozado

½ taza queso cheddar, rallado

¿Cómo prepararlo?

En una fuente de hornear, hacer una capa con las salchichas y otra encima con las papas fritas.

En un tazón mediano, batir los huevos, leche, sal, pimienta, pimientos y queso cheddar. Verter en la fuente sobre las papas. Hornear por 10 minutos.

Puede ser dejado por la noche en la nevera y horneado al día siguiente.

29.   Bacalao Italiano

Ingredientes:

4 filetes de bacalao

2 papas hervidas y peladas

1 taza frijoles verdes al vapor

1 cebolla morada pequeña trozada

1 pimiento rojo pequeño, trozado

1 diente de ajo trozada

Una pizca de sal y pimienta

2 cucharadas aceite de oliva

1 cucharada vinagre de vino rojo

¿Cómo prepararlo?

Saltear el bacalao en una sartén con aceite de oliva hasta que se deshaga. Cortar en trozos pequeños.

Cortar las papas en cubos medianos. Hervir al vapor los frijoles y dejar enfriar. En un tazón grande, mezclar los frijoles, papas, cebollas, pimientos y ajo.

Añadir los filetes de bacalao encima y mezclar con aceite de oliva y vinagre. Servir frío o caliente.

30.   Sopa de Huevo

Ingredientes:

2 tazas caldo de pollo

2 huevos

½ taza Queso parmesano

½ taza zanahorias ralladas

¼ cucharadita polvo de ajo

¼ cucharadita sal y pimienta

¿Cómo prepararlo?

Calentar el caldo de pollo con las zanahorias ralladas hasta que hierva. Añadir sal y pimienta.

En un tazón pequeño, batir los huevos y añadirlos al caldo hirviendo mientras se revuelve. Cocinar por 2 minutos y añadir el queso parmesano. Remover del fuego y servir a la temperatura deseada.

31.   Tomates Rellenos con Ensalada de Huevo

Ingredientes:

6 huevos hervidos, trozados

1 palta trozada en trozos pequeños

½ taza crema agria

1 trozada cebolla

½ taza apio trozado

½ taza zanahorias trozadas

1 lima, exprimida

4 tomates medianos

¿Cómo prepararlo?

En un tazón mediano, mezclar los huevos con la cebolla, zanahoria y apio. Añadir la palta y verter el jugo de lima encima. Aderezar con crema agria, y luego rellenar cada tomate. Puede agregar sal y pimienta a gusto. Disfrute.

32.   Tortillas

Ingredientes:

8 huevos

½ taza leche

1 cebolla pequeña trozada

1 taza queso mozzarella, rallado

½ taza champiñones en rodajas

½ taza pimiento rojo en tiras

1 papa horneada

2 cucharadas aceite de oliva

¼ taza queso parmesano

¿Cómo prepararlo?

En un tazón grande, batir los huevos, añadir una pizca de sal y pimienta, y el queso parmesano.

En una sartén grande con aceite de oliva, saltear las cebollas. Añadir los champiñones, pimiento rojo y saltear hasta que ablanden. Agregar una pizca de sal y pimienta.

Verter la mezcla de huevo en la sartén y revolver. Cubrir con mozzarella rallado. Hornear a 350°F por 5 minutos y servir.

33.   La Mejor Tostada Francesa

Ingredientes:

1 rebanada de pan

4 huevos

½ taza leche

Pizca de sal y pimienta

½ cucharadita extracto de vainilla

2 cucharadas aceite de oliva

½ cucharadita canela

¼ taza jarabe de arce

¿Cómo prepararlo?

Verter el aceite de oliva en una sartén a fuego medio. Batir los huevos, leche, sal y vainilla en un tazón mediano. Cortar el pan en rebanadas de ½ pulgada. Remojar cada rebanada en la mezcla. Llevar el pan a una sartén grande y cocinar hasta que dore de ambos lados. Servir con jarabe de arce o canela.

34.   Especial de Bacalao

Ingredientes:

1 lb. de filetes de bacalao

1 cucharada aceite de oliva

1 limón, en rodajas

½ taza of alcaparras

1 en rodajas cebolla

1 lata pequeña de aceitunas negras en rodajas

1 tomate pequeño en rodajas

Harina para cubrir los filetes

¿Cómo prepararlo?

Poner los filetes de bacalao cubiertos con harina en una fuente de hornear. Poner encima y alrededor la cebolla, aceitunas, tomate y alcaparras. Rociar con aceite de oliva. Cubrir con papel aluminio y hornear a 350°F por 10 minutos. Remover el aluminio y cocinar 2 minutos más. Servir con limón caliente de acompañante.

35. Bacalao Relleno

Ingredientes:

6 filetes de bacalao

1 taza espinaca cocida

1 taza pan rallado saborizado

½ taza Queso parmesano

1 huevo

1 limón, en rodajas

1 cucharada aceite de oliva

¿Cómo prepararlo?

En un tazón mediano, mezclar la espinaca con los cubos de pan sazonado, huevo y queso parmesano, hasta obtener una mezcla uniforme y firme. Verter una cucharada de la mezcla en el centro de cada filete. Enrollar los filetes y llevar a una fuente de hornear. Rociar con aceite de oliva y una pizca de sal y pimienta. Hornear por 15 minutos a

350°F. El bacalao debería deshacerse al tocarlo. Servir con limón.

36.   Bacalao con Naranja

Ingredientes:

4 filetes de bacalao

1 naranja en rodajas

½ cucharadita polvo de ajo

1 cucharada aceite de oliva

Pizca de sal y pimienta

1 limón, en rodajas

¿Cómo prepararlo?

Poner los filetes de bacalao en una fuente de hornear. Agregar una pizca de sal y pimienta, y polvo de ajo. Rociar con aceite de oliva y hornear por 8 minutos a 350°F. Remover del horno y cubrir con rodajas de naranja. Cocinar 2 minutos más. Servir con limón.

37. Bacalao Horneado

Ingredientes:

4 filetes de bacalao

1 cucharada aceite de oliva

1 tomate pequeño, en rodajas

1 limón pequeño, en rodajas

1 cucharadita polvo de chile

Pizca de sal y pimienta

¿Cómo prepararlo?

Hacer una capa de bacalao en una fuente de hornear y cubrir con rodajas de tomate, cebolla y limón.

Rociar con aceite de oliva, sal, pimienta y polvo de chile.

Hornear por 10 minutos a 350°F.

38.   Atún Derretido

Ingredientes:

1 lata de atún en aceite

4 rodajas de queso mozzarella

1 tomate en rodajas

4 Croissants

1 cucharadita aceite de oliva

¿Cómo prepararlo?

Calentar el aceite de oliva en una sartén a fuego bajo. Cortar los croissants y poner la parte de abajo en la sartén. Poner mozzarella en cada una de las 4 partes, tomate, y atún encima. Rociar con aceite de oliva. Cubrir con la otra mitad y dar vuelta. Cocinar hasta que el queso derrita.

39.   Revuelto de Salchicha de Pavo y Huevo

Ingredientes:

4 huevos batidos

¼ taza leche

6 rodajas de salchicha de pavo, pre cocidas

1 pimiento pequeño en cubos

1 cebolla pequeña trozada en piezas pequeñas

1 cucharada aceite de oliva

Sal y pimienta

¿Cómo prepararlo?

En un tazón pequeño, batir los huevos. Calentar el aceite de oliva en una sartén mediana a fuego bajo. Saltear las cebollas, pimiento y salchicha de pavo hasta que ablanden. Añadir los huevos y leche, y mezclar bien en la sartén. Cocinar hasta que esté blando a gusto.

40.   Ensalada de Bacalao y Papa

Ingredientes:

4 filetes de bacalao en cubos

2 papas horneadas, en cubos

1 cebolla pequeña en rodajas

1 taza pimientos dulces mixtos en rodajas

1 cucharada aceite de oliva

1 taza apio, lavado y trozado

Una pizca de sal y pimienta

¿Cómo prepararlo?

Saltear la cebolla y pimientos en aceite de oliva hasta que las cebollas trasluzcan. Añadir sal y pimienta. Mezclar bien. Agregar el bacalao y cocinar hasta que se deshaga al tocarlo.

En un tazón grande de ensalada, combinar los cubos de papa horneada, apio trozado y cubos de bacalao. Servir frio o caliente.

41.   Bacalao con Costra de Huevo

Ingredientes:

2 huevos

¼ taza harina de maíz

1 cucharadita Sazón italiano

4 filetes de bacalao

1 cucharada aceite de oliva

1 limón en gajos

¿Cómo prepararlo?

En un tazón mediano, batir los huevos y añadir la harina de maíz y sazón italiano. Mezclar bien. La mezcla será espesa pero líquida.

Cubrir los filetes de bacalao con la mezcla.

Calentar el aceite de oliva en una sartén grande y añadir los filetes de bacalao. Cocinar a fuego medio hasta que la mezcla de huevo dore. Servir con gajos de limón.

OTROS TITULOS DE ESTE AUTOR

70 Recetas De Comidas Efectivas Para Prevenir Y Resolver Sus Problemas De Sobrepeso: Queme Calorías Rápido Usando Dietas Apropiadas y Nutrición Inteligente
Por
Joe Correa CSN

48 Recetas De Comidas Para Eliminar El Acné: ¡El Camino Rápido y Natural Para Reparar Sus Problemas de Acné En 10 Días O Menos!
Por
Joe Correa CSN

41 Recetas De Comidas Para Prevenir el Alzheimer: ¡Reduzca El Riesgo de Contraer La Enfermedad de Alzheimer De Forma Natural!
Por
Joe Correa CSN

70 Recetas De Comidas Efectivas Para El Cáncer De Mama: Prevenga Y Combata El Cáncer De Mama Con una Nutrición Inteligente y Alimentos Poderosos
Por
Joe Correa CSN